MÉMOIRE PHYSIOLOGIQUE

SUR

LE CERVEAU,

PAR M. MAGENDIE.

LU DANS LA SÉANCE PUBLIQUE DE L'ACADÉMIE ROYALE DES SCIENCES, LE 16 JUIN 1828.

DEPUIS que le respect aveugle et stérile que les anciens professaient pour les morts a fait place à un désir ardent et éclairé de connaître les merveilles de l'organisation du corps humain, la science anatomique, par la succession des travaux d'un grand nombre d'hommes distingués, s'est élevée graduellement à un haut degré de perfection. Pas un seul des nombreux éléments solides ou liquides, dont l'admirable assemblage forme notre corps, n'est resté sans avoir été l'objet d'une étude attentive et d'une description exacte. Nous avons des gravures et des lithographies de grandeur naturelle, où tous nos vaisseaux, tous nos muscles, tous nos nerfs, etc., sont représentés dans leurs moindres détails. On construit depuis quelques années des hommes en carton, qui nous ressemblent au point de pouvoir servir utilement aux études dans les écoles de médecine.

Enfin les anatomistes qui, dans l'ardeur de leur zèle, conservent l'espoir de trouver quelque partie encore inobservée, quelque circonstance de structure inconnue de leurs prédécesseurs, ne procèdent, pour ainsi dire, que la loupe et le microscope à la main. Cela seul suffirait pour montrer quelle est la perfection actuelle de la topographie du corps humain.

Les travaux que je poursuis depuis long-temps sur les fonctions du système nerveux m'ont mis dans l'heureuse position de trouver un nouvel élément de notre organisation; non de ceux qui, pour être découverts, demandent des recherches minutieuses et des instruments délicats; au contraire, l'élément dont je parle est tellement apparent, a des dimensions si considérables, qu'il n'a sans doute échappé jusqu'ici à l'observation qu'à raison de la croyance, d'ailleurs si bien fondée, qu'aucune partie tant soit peu visible de notre corps n'a pu se dérober à l'active investigation des anatomistes.

J'ai reconnu qu'il existe dans la cavité du crâne et dans celle de l'épine un liquide, au milieu duquel sont plongés le cerveau, la moelle épinière, ainsi que l'origine de tous les nerfs. Ce liquide qui appartient à l'état de santé le plus parfait, et dont la quantité s'élève à plusieurs onces, est trop apparent pour ne pas avoir été aperçu et même signalé dans plusieurs ouvrages; mais on en attribuait la présence soit à un état maladif, pour lequel on a proposé, il n'y a pas long-temps, des moyens de guérison, soit aux changements physiques que la mort produit dans nos organes.

Il faut avoir éprouvé comme vous, Messieurs, les vives jouissances que procure la culture libre et indépendante des sciences, pour comprendre ma satisfaction quand je fus certain de la réalité d'un fait aussi important.

Une foule de conjectures s'offrirent alors à ma pensée : le liquide que j'avais découvert n'était-il pas ces *esprits animaux* dont les anciens anatomistes et les métaphysiciens modernes nous ont tant parlé, sans les avoir jamais vus? N'était-ce point le *fluide nerveux* dont certains physiologistes nous entretiennent encore, sans l'avoir vu davantage? Était-ce plutôt le *fluide vital* par excellence? etc.... Nul doute que si pareille découverte eût été faite il y a seulement cinquante ans, elle n'eût été l'occasion d'une brillante hypothèse, dans laquelle on aurait tout expliqué, même ce qui est inexplicable.

Telle n'est plus aujourd'hui la marche des sciences. Graces aux progrès du bon sens, on préfère l'expérience au plus ingénieux système; la plus simple vérité paraît plus belle que tous les prestiges de l'imagination.

Des observations faites sur la nature, et des expériences, voilà donc tout ce que contiendra ce Mémoire.

J'ai déja eu l'honneur de vous communiquer une partie de mes recherches; aujourd'hui je vous demande la permission de vous les présenter dans leur ensemble, en ajoutant aux faits dont je vous ai entretenus un assez grand nombre de nouveaux résultats.

J'ai dû commencer par donner un nom à mon liquide : un nom est beaucoup, même en anatomie; je l'ai nommé *céphalo-spinal* (ou *céphalo-rachidien* pour ceux dont l'oreille serait blessée par un mot hybride), parce qu'il se trouve à la fois dans la tête et dans la cavité de l'épine.

J'ai dû ensuite en constater exactement la quantité, et j'ai reconnu qu'un homme adulte, d'une taille moyenne, et jouis-

sant de toutes ses facultés morales et physiques, en offrait
environ trois onces; les femmes, toutes choses égales d'ailleurs, en ont une plus grande quantité : on verra tout à l'heure
que ce n'est pas là un des avantages qu'elles ont sur nous.

Dans les vieillards, la proportion du liquide céphalo-spinal
est encore plus considérable : elle peut même s'élever jusqu'à
6 ou 7 onces; mais il est rare qu'alors les facultés de l'esprit
et celles du corps ne soient pas très-affaiblies.

Le lieu qu'occupe le liquide est digne de remarque ; il forme
autour du cerveau et de la moëlle épinière une couche di-
versement épaisse suivant les points : au cou, elle a 4 à 5
lignes ; aux lombes, elle a plus d'un pouce; enfin, autour du
cerveau, elle a généralement une ou deux lignes, et dans certains cas et dans certaines places, près d'un pouce.

Ces faits ne sont-ils pas une puissante objection contre un
système fameux, où l'on ne prétend à rien moins qu'à recon-
naître les plus petites circonstances du volume et de la conformation du cerveau par les dimensions et la conformation
du crâne? S'il existe, comme on n'en peut plus douter, une
couche de liquide entre le crâne et le cerveau, et si cette
couche peut avoir plusieurs lignes d'épaisseur, comment juger
des dimensions du cerveau par celles du crâne, et comment
être sûr que les saillies ou les creux de la surface de la tête cor-
respondent à de pareils détails de la configuration du cerveau ?

L'étude de la couche liquide qui revêt le cerveau m'a conduit à un fait singulier et bien inattendu touchant le volume
de cet organe.

Nous nous représentons les dimensions du cerveau
comme invariables, parce que nous pensons qu'il remplit
exactement la capacité du crâne, et que nous ne voyons pas
notre tête maigrir ou engraisser comme les autres parties du

corps ; mais rien n'est moins réel : je me suis assuré que le cerveau suit les autres organes sous le rapport des changements de volume.

Dans toutes les maladies d'une certaine durée, où le corps maigrit beaucoup, le cerveau éprouve une diminution analogue, et le convalescent qui se soutient à peine, et qui rapporte sa faiblesse à la disparition presque complète des muscles de ses jambes, pourrait, avec autant de raison, attribuer son affaiblissement moral à la diminution du volume de son cerveau.

J'ai constaté en outre qu'à mesure que les organes amoindris reprennent leurs dimensions premières, le cerveau regagne aussi ce qu'il avait perdu.

Ainsi l'un des offices du liquide céphalo-spinal est de remplacer le cerveau toutes les fois qu'il diminue de volume en totalité. Il remplit le même usage dans les cas de diminution partielle, comme j'ai pu plusieurs fois m'en convaincre chez des individus qui, pendant plusieurs années de leur vie, avaient eu le bras et la jambe *contracturés* et immobiles. Dans ce cas, un cinquième ou un quart d'un lobe cérébral disparaît, un grand creux se forme à la surface de l'organe, et ce creux est occupé par le liquide céphalo-spinal, en sorte que le crâne est toujours plein.

Admirable diversité des moyens employés par la nature ! Dans la poitrine et l'abdomen, les organes diminuent aussi fréquemment de volume ; mais les parois de ces cavités sont flexibles ; pressées par le poids de l'atmosphère, elles suivent le retrait des organes, et le vide est évité. Dans le crâne, au contraire, les parois étant inflexibles, ne peuvent suivre le cerveau quand il perd de son volume ; il est donc nécessaire que le liquide céphalo-spinal vienne occuper l'espace que le cerveau abandonne.

Après avoir reconnu les usages physiques du liquide céphalo-spinal, j'ai voulu rechercher s'il exerçait quelque influence sur la vie. Pour arriver à la solution de cette curieuse et intéressante recherche, il fallait recourir aux expériences sur les animaux qui ont aussi un liquide céphalo-spinal, mais chez qui la proportion en est bien moindre que chez nous.

Je fis mon premier essai sur un renard qui avait été pris au piége, et qui, vieux et farouche, n'avait nullement envie de servir aux progrès de la science. Toutefois, au moyen d'une petite ponction faite à la nuque, il perdit en quelques instants tout son liquide céphalo-spinal : l'effet qui s'ensuivit fut extrêmement frappant; cet animal, féroce un instant auparavant, devint tout-à-coup calme : il ne cherchait plus à mordre et ne faisait aucun mouvement. Le voyant dans cette disposition, je le fis détacher et livrer à lui-même dans mon jardin; mais il se coucha sur la place, et ne bougea point jusqu'au lendemain matin. Il commença alors à vouloir se lever, et, dans le courant de la journée, il fit plusieurs pas d'une contenance assez assurée : au bout de 36 heures, il cherchait de nouveau à mordre et à s'échapper. Je lui fis alors une nouvelle ponction à la nuque, et je pus me convaincre que son liquide céphalo-spinal s'était complètement réparé. En sorte que, par cette expérience que j'ai répétée et variée de diverses manières, j'appris beaucoup plus que je ne cherchais; non-seulement je sus que le liquide céphalo-spinal exerçait une grande influence sur les mouvements et l'instinct des animaux, mais encore qu'il pouvait se reproduire assez promptement.

Ces essais me conduisirent à examiner, avec plus d'attention que je n'avais fait jusqu'alors, une maladie des très-jeunes enfants, dans laquelle il se forme une poche remplie d'eau au bas de l'épine, à l'endroit où le liquide naturel est en grande quantité; et je reconnus que le liquide qui remplit la poche et que nous regardions comme un effet maladif, n'est autre chose que le liquide naturel qui a distendu ses enveloppes et fait hernie au dehors. Quand cette poche vient à se rompre, le liquide s'écoule, et la mort des enfants arrive bientôt, probablement parce que, l'ouverture restant béante, le liquide céphalo-spinal ne peut plus séjourner dans le canal vertébral, et protéger par sa présence le cerveau et la moelle épinière.

Ainsi chez l'homme comme chez les animaux, le contact du liquide céphalo-spinal sur le cerveau est d'une extrême importance pour l'intégrité des fonctions nerveuses, et même pour la continuation de la vie.

Mais est-ce seulement comme liquide que cette humeur est d'une aussi grande utilité? sa nature chimique n'y influe-t-elle pas? Pour acquérir cette nouvelle donnée, je fis une expérience dans laquelle, après avoir extrait le liquide céphalo-spinal d'un animal, je mis à sa place de l'eau distillée en égale quantité et à la même température, et je vis avec surprise l'animal tomber dans une agitation extrême; ses mouvements étaient pervertis; il semblait avoir complètement perdu ses instincts et ses habitudes : je fis cesser tous ces accidents en permettant à l'eau que j'avais introduite de s'échapper.

Pour juger si la température du liquide avait aussi un effet sur les fonctions du système nerveux, après avoir fait refroidir le liquide naturel que j'avais préalablement extrait de l'animal, je le réintroduisis dans la cavité qu'il avait occupé. Aussitôt l'animal fut pris d'un tremblement général analogue à celui qui précède les fièvres intermittentes. Il ne serait donc pas impossible que cette expérience jetât quelque clarté sur la cause encore inconnue du froid et du tremblement dans les fièvres d'accès.

Je puis conclure des faits et des expériences précédemment rapportés et de beaucoup d'autres qui ont déja été publiés, que l'humeur céphalo-spinale influe sur les fonctions du système nerveux, 1° par son contact avec la surface du cerveau et de la moelle épinière, 2° par sa nature chimique, 3° par sa température ; et qu'ainsi cette humeur est appelée à prendre rang à côté du sang, de la lymphe, etc., à raison de son utilité dans l'économie animale.

Mais j'avais un sujet de recherches bien plus important encore que celui qui vient de nous occuper ; j'avais à étudier quelle pouvait être l'influence de l'humeur céphalo-spinale sur les facultés intellectuelles de l'homme, sujet grave qui me commandait en même temps et la plus grande circonspection dans mes investigations et la plus grande sévérité dans les conséquences que j'en voudrais déduire.

Pour mettre chacun à même de me suivre, et pour mieux faire comprendre la nature de mes recherches, je suis dans la nécessité de dire quelques mots de la conformation du cerveau. Je serai court : d'ailleurs il s'agit de nous-mêmes, du lieu où s'opère l'inexplicable phénomène de la pensée, de ce qu'il y a en nous de plus intime et de plus élevé ; j'espère qu'on me pardonnera.

Le cerveau, cette masse de matière nerveuse qui remplit l'intérieur de la tête, est partagé en deux portions. L'une volumineuse occupant toute la partie supérieure du crâne, c'est le *cerveau* proprement dit; l'autre plus petite et placée au-dessous, c'est le *cervelet*. L'extérieur du cerveau offre un grand nombre de bosselures contournées, plus ou moins nombreuses suivant les individus, et séparées par de profonds sillons. Cette disposition a fait croire à quelques auteurs que le cerveau n'était qu'une large membrane repliée sur elle-même.

Plusieurs cavités sont creusées dans le centre du cerveau; c'est là que se passent probablement quelques-uns des mystères les plus secrets de l'action nerveuse et de l'intelligence. Croirait-on que ces cavités, si importantes par les phénomènes qui s'y produisent, ont été et sont encore nommées des *ventricules*, c'est-à-dire de *petits ventres*. Ajoutons toutefois, à l'honneur des anatomistes modernes, que cette épithète nous vient des anciens, chez qui elle était dans une si haute faveur qu'ils la plaçaient partout. Ce que nous nommons là *poitrine* était pour eux un *ventre*. L'estomac était naguère le *ventricule*. Le cœur a encore ses *deux ventricules*. Chaque muscle avait un ventre, et il en était de *digastriques*. Enfin le cerveau, sans doute parce qu'il est le plus noble de tous les organes, n'a rien moins que *quatre petits ventres* : ne serait-il pas temps que cette dénomination triviale fût chassée de la langue anatomique ?

Quoi qu'il en soit, la nomenclature des parties contenues dans les cavités du cerveau offre une circonstance fort remarquable et sur laquelle je voulais d'abord attirer l'attention. Plusieurs de ces parties portent des noms qui indiquent des usages hydrauliques : ici c'est un *aquéduc*, là un *entonnoir*, ailleurs une *soupape*, et enfin il y a jusqu'à un *pont*.

La plupart de ces dénominations remontent à des temps

déja éloignés : elles sont encore d'usage aujourd'hui ; mais on ne les considère plus que comme les vestiges d'un ancien système dont le temps et les progrès des sciences ont amené la ruine.

Cet ancien système quel était-il ? on l'ignore : tout ce qu'on peut dire, c'est que les médecins ont cru long-temps que les cavités du cerveau étaient remplies par de l'eau qui, dans certains cas, pouvait s'écouler par le nez ; croyance qui a passé dans le vulgaire, chez qui on la retrouve encore. Ces idées sont regardées comme autant d'erreurs par les anatomistes actuels : selon eux, les cavités du cerveau dans l'état sain ne contiennent pas d'eau, mais une vapeur légère et invisible, qu'on n'a pas craint de présenter comme l'immatérielle substance qui préside aux actes de l'intelligence.

Cependant, quand on ouvre un cerveau, on trouve presque toujours ses ventricules remplis par un liquide limpide ; mais il est de doctrine d'envisager cette eau comme le produit de la maladie qui a causé la mort.

Ayant acquis les données dont j'ai parlé sur le liquide qui entoure le cerveau et la moelle épinière, j'ai supposé que l'eau que l'on trouve si souvent dans les cavités cérébrales pouvait bien être la même humeur qui se trouve à la surface du cerveau, d'ou il résultait que sa présence dans les ventricules était un état naturel, comme le pensaient les anciens médecins, et non point un effet maladif comme on le professe maintenant.

On conçoit que, pour confirmer cette conjecture, il fallait absolument qu'il existât une ouverture par laquelle il y eût communication entre l'extérieur de l'organe et ses cavités intérieures ; et cependant cette ouverture n'était point connue. Comment aurait-elle échappé aux nombreux investigateurs modernes du cerveau? mais comme le liquide céphalo-spinal s'était bien soustrait à leurs regards, je ne désespérai point, et en effet, après quelques recherches faites à la suite de certaines maladies, je trouvai enfin une ouverture de deux ou trois lignes de diamètre, cachée complètement par un lobe du cervelet, et formant une véritable *entrée des cavités du cerveau.*

J'ai fait figurer cette ouverture sur une très-belle pièce en cire que j'ai présentée à l'Académie, et qui est maintenant exposée à l'exhibition Dupont.

Une fois ce fait établi, il devenait mécaniquement nécessaire que le liquide céphalo-spinal entrât dans les cavités du cerveau, et qu'il les remplît, car ces cavités communiquent les unes avec les autres. Je n'eus pas de peine à vérifier cette déduction sur des corps d'individus morts d'accidents, et qui m'offrirent, en effet, un liquide remplissant les cavités cérébrales, et faisant immédiatement suite au liquide qui remplit l'épine et entoure le cerveau.

Cette découverte me donna la clef de la nomenclature hydraulique dont j'ai parlé il n'y a qu'un instant. Je vis que ces prétendues ruines d'anciens systèmes étaient tout simplement la désignation figurée mais juste d'un ensemble d'organes en pleine activité, et remplissant leurs singulières fonctions dans le cerveau de ceux-là même qui en niaient l'existence ou en contestaient le mode d'action.

En effet, ce que l'on nomme la grande *valvule* du cervelet remplit jusqu'à un certain point l'office de *soupape.* L'*aquéduc* a réellement les fonctions que ce nom indique, puisqu'il transporte le liquide céphalo-spinal du quatrième ventricule dans le troisième. L'*infundibulum*, ou entonnoir, apporte le liquide jusqu'à la glande pituitaire ; enfin , le *pont* est bien une *arcade* placée transversalement à la direction que suit le liquide. Ce pont est établi non *au-dessus*, mais *au-dessous* du courant qu'il traverse ; et pour en donner ici une idée, je ne puis mieux faire que de rappeler l'entreprise gigantesque que l'on exécute en ce moment sous la Tamise.

Voilà donc une restauration complète du monument, ou , pour être plus modeste et plus exact, de l'appareil hydraulique que présente le cerveau : sans être louangeur exclusif du temps passé, je suis obligé de convenir que, dans cette circonstance, nos devanciers avaient bien mieux observé que nous. Les anatomistes modernes ont cependant ici un mérite, c'est d'avoir respecté des dénominations, bien qu'ils les regardassent comme fausses et illégitimes ; en cela ils ont été sages, comme on l'est quelquefois dans la vie ; sans s'en douter.

Le liquide qui remplit les cavités du cerveau n'y est point en repos. Il éprouve, au contraire, une agitation continuelle par l'effet d'une sorte de flux et de reflux, qui a lieu, chose remarquable, sous l'influence de la respiration. Ainsi, dans le moment où nous attirons l'air dans notre poitrine pour respirer, le liquide sort en partie des cavités cérébrales et passe dans le canal de l'épine : dans le moment, au contraire, où nous chassons l'air des poumons par l'expiration, le liquide rentre dans ces cavités en passant à travers les conduits signalés plus haut, et particulièrement en parcourant l'*aquéduc*, qui porte ainsi le liquide tantôt dans un sens, tantôt dans le sens opposé.

La cause mécanique de ce flux et reflux de l'humeur céphalo-spinale est très-simple ; elle tient au gonflement alternatif des veines de l'épine par le sang, sous l'influence de la respiration. On arrête ce mouvement du liquide, ou du moins on le ralentit beaucoup en comprimant l'abdomen: nous remarquons ici que tel est l'un des effets que produisent les ceintures; et cela concourt à expliquer comment l'usage en vient dangereux, et même impossible à supporter lorsque la pression qu'elles exercent est trop considérable.

En étudiant le mouvement du liquide à travers l'aquéduc, je crois avoir découvert un usage probable de *la glande pinéale,* petit corps placé au centre du cerveau, et qui a acquis une certaine célébrité depuis Descartes.

Ce philosophe qui, malgré l'étendue et la vigueur de son esprit, a cédé si souvent au besoin que nous éprouvons tous de remplir de nos illusions l'espace immense qui est hors de la portée de notre vue et de notre raison, a donné une hypothèse non sur *le siége de l'ame,* comme on l'a dit, mais sur le lieu où elle exerce ses fonctions, et sur *le siége de l'imagination* et *du sens commun,* et il place le tout dans la glande pinéale.

Voltaire, qui aimait assez la métaphysique, mais qui aimait encore plus à se moquer des métaphysiciens, a parodié d'une manière bouffonne la supposition de Descartes; et la parodie a eu plus de succès que l'hypothèse: car les anatomistes appellent encore aujourd'hui *rénes de l'ame,* deux prolongements nerveux qui, selon Voltaire, sont les *guides* au moyen desquelles la glande pinéale, qu'il compare à un cocher, dirige les mouvements des deux hémisphères du cerveau.

Les fonctions que je propose de substituer à l'hypothèse de Descartes sont bien humbles, bien matérielles; mais je les crois véritables, et c'est un mérite qui, dans les sciences, doit passer avant tout autre.

Je regarde donc la glande pinéale comme un *tampon* destiné à ouvrir et à fermer l'aquéduc du cerveau : la glande est, en effet, placée au-dessus de l'ouverture antérieure de l'aquéduc. Deux veines volumineuses sont elles-mêmes placées et fixées sur la glande : ces veines varient de volume ; tantôt elles se gonflent beaucoup, et tantôt elles sont presque vides. Il est inévitable, d'après la position relative des parties, que, dans le moment où les veines se gonflent, elles ne pressent et n'abaissent la glande pinéale, et celle-ci ne peut céder ni descendre, sans fermer plus ou moins l'entrée de l'aquéduc du cerveau. Or, comme un des effets constants des cris, des efforts, de la colère, et de toutes les passions violentes, est de gonfler fortement les veines de la tête, et particulièrement celles qui pressent sur la glande pinéale, il en résulte que, dans ces divers états, l'entrée du liquide céphalo-spinal dans les ventricules doit être interceptée, ou tout au moins rendue beaucoup plus difficile.

L'usage, ou pour parler plus correctement, l'un des usages de la glande pinéale, serait donc d'être l'agent mécanique indispensable pour fermer plus ou moins complètement l'aquéduc du cerveau, et de modifier, selon les circonstances, le cours du liquide céphalo-spinal, qui entre dans les cavités cérébrales ou qui en sort.

J'arrive à la question la plus grave, mais à la question la plus curieuse à laquelle l'étude du liquide céphalo-spinal ait pu me conduire. Quelle influence cette humeur a-t-elle sur l'exercice des facultés de l'intelligence ?

Une pareille recherche était bien délicate, et si l'on avait l'espérance de trouver quelques vérités d'un haut intérêt, les chances de l'erreur étaient bien plus nombreuses.

Pour éviter autant que possible de m'égarer, je me suis attaché à fixer les points extrêmes, me réservant de me livrer plus tard, s'il y avait lieu, à l'étude des faits intermédiaires.

J'ai donc vérifié d'abord la quantité du liquide céphalo-spinal, 1° chez les gens doués de leur raison, 2° chez les imbéciles, 3° chez les fous.

Les détails des recherches que j'ai faites à l'hospice de la Salpêtrière, où nous avons un grand nombre de folles, d'idiotes, et même de femmes raisonnables, ne sont pas de nature (je le regrette) à trouver place ici : je dois me borner à en rapporter les principaux résultats.

Les idiotes, je parle de celles qui le sont devenues accidentellement, et non des idiotes de naissance chez lesquelles il existe quelque vice d'organisation du système nerveux; les idiotes, dis-je, présentent une quantité considérable de liquide ; il occupe la surface du cerveau, et y forme une couche épaisse; il distend les cavités cérébrales et déplace toutes les parties qui s'y trouvent, et particulièrement la glande pinéale, qui n'a plus sa position ordinaire, et qui ne peut plus remplir les fonctions que je lui attribue : aussi l'aquéduc présente-t-il souvent un élargissement considérable. C'est dans ces cas qu'on trouve jusqu'à six ou sept onces du liquide céphalo-spinal ; il en est de même dans la démence des vieillards.

Les folles présentent aussi une grande quantité de liquide; mais il ne s'accumule point à la surface du cerveau : quel que soit le genre de folie, monomanie, hallucination des sens, manie furieuse, mélancolie, etc., les ventricules sont toujours très-distendus et agrandis par le liquide céphalo-spinal ; on en trouve quelquefois jusqu'à trois onces dans ces seules cavités.

Les cerveaux des gens doués de leur raison jusqu'à l'instant de leur mort, offrent le plus souvent moins d'une once de sérosité dans les ventricules; aussi est-il facile de distinguer, sous ce rapport, le cerveau d'un aliéné ou d'un idiot, d'un cerveau sain.

Je me suis trouvé une fois dans la douloureuse nécessité d'examiner le cerveau d'un homme de génie, mort dans un âge avancé, mais jouissant encore de la plénitude de ses facultés intellectuelles ; la somme totale du liquide céphalo-spinal ne s'élevait pas à deux onces, et les cavités du cerveau en contenaient à peine un gros.

Il semble donc établi, par ces résultats généraux, que le développement des facultés de l'esprit est en raison inverse de la quantité du liquide céphalo-spinal ; et ce rapport est, jusqu'à un certain point, facile à comprendre, puisque le volume du liquide ne peut augmenter qu'aux dépens de la masse du cerveau, et qu'en général les intelligences supérieures se trouvent placées, sans qu'on puisse en donner aucune raison plausible, dans des cerveaux volumineux et bien conformés.

Ainsi les personnes qui ont une grosse tête, un front haut et large, et qui sont disposées à attacher une certaine vanité à cette conformation, devraient-elles n'être pas sans inquiétude sur la proportion relative de leur liquide céphalo-spinal.

J'ajoute ici que non-seulement ce liquide ne doit pas être trop abondant, mais qu'il faut que son mouvement soit libre à travers ses canaux. J'ai trouvé récemment sur le cerveau d'une ancienne cantatrice qui, après avoir brillé sur notre théâtre, est venue mourir idiote à la Salpêtrière, une oblitération de l'ouverture par laquelle le liquide entre dans les ventricules ; et comme le cerveau de cette femme n'offrait rien d'ailleurs qui pût expliquer son état mental, je suis porté à regarder l'oblitération de l'ouverture des ventricules comme la cause, ou l'une des causes de son idiotisme.

(17)

Vous venez de voir, Messieurs, jusqu'où mes recherches m'ont conduit; mais vous voyez aussi tout ce qui me reste à faire pour obtenir une histoire complète du liquide céphalo-spinal, soit dans l'état de santé, soit dans l'état de maladie.

J'ai déja recueilli un assez grand nombre de faits: je crois avoir obtenu plusieurs résultats intéressants; mais les uns et les autres ne doivent vous être offerts qu'après avoir été suffisamment vérifiés et mûris.

Je termine donc ici ce Mémoire. J'ose espérer que l'importance et la nouveauté d'un sujet qui nous touche de si près me feront pardonner les détails minutieux dans lesquels j'ai été forcé de m'engager.

IMPRIMERIE DE FIRMIN DIDOT, RUE JACOB, N° 24.

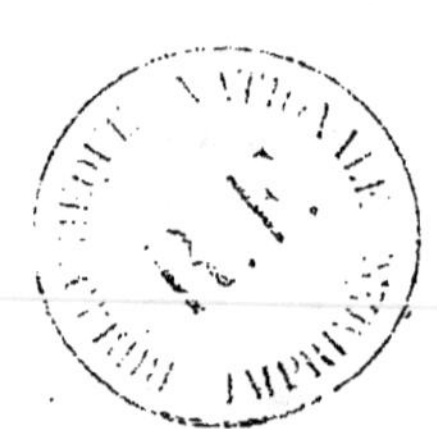

9 782014 454628